ZUCKERJAKE

Wer oder was ist Corona

Ein Insektenkrimi

Emma Joast

Impressum: 1. Auflage 2020. © Emma Joast, 9900 Lienz, Umschlagbilder: Emma Joast; Layout, Gestaltung und Produktionsabwicklung: Journal Verlag GmbH, 9900 Lienz, www.journalverlag.com. Alle Rechte vorbehalten. All rights reserved. Eine Kopie oder anderweitige Verwendung, auch auszugsweise, ist nur mit schriftlicher Genehmigung der Autorin gestattet. ISBN: 978-3-902128-40-9

Inhaltsverzeichnis

EINLEITUNG	7
DAS ERSTE TREFFEN	9
EIN SPAZIERGANG MIT WILMA	10
BEIM AMEISENBAU	12
DIE NEUE	13
PARTY	15
NEUE MITBEWOHNERIN	17
GETEILTES LEID IST HALBES LEID	18
SCHLECHTE NACHRICHTEN	20
BILLYS LABOR	22
DAS GRÜNE KREUZ	24
GEGEN JEDES UNHEIL IST EIN KRAUT GEWACHSEN	27

NÄCHTLICHES ABENTEUER	**29**
HEILKRÄUTER FÜR MULDOON	**31**
EIN PÄCKCHEN VON OMA	**33**
OBWOHL SIE NICHT UNSERE FREUNDE SIND	**34**
BELLA UND ICH BEI DEN WESPEN	**36**
KRABBLER SPEZIAL	**38**
BESUCH BEI MULDOON	**40**
STROMAUSFALL	**42**
MEETING DER GARTENBEWOHNER	**44**
WER ODER WAS IST CORONA	**45**
ÜBER DIE AUTORIN	**47**
DANKSAGUNG	**48**

EINLEITUNG

Hi, ich bin Zuckerjake. Für die, die mich noch nicht kennen, werde ich eine kurze Zusammenfassung von meinem letzten Abenteuer mit Muldoon machen. Also, lest euch gut durch, was bisher geschah:

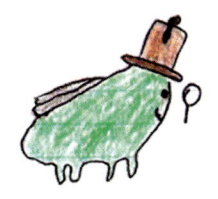

Wanze Muldoon saß gerade in seinem Detektivbüro und langweilte sich. Doch auf einmal kamen drei Ohrwürmer ins Büro gelaufen. Muldoon wunderte sich, denn normalerweise kommen keine Ohrwürmer in diesen Abschnitt des Gartens, weil sie leichte Beute für Vögel oder sonst irgendwelche Krabbler sind. Auf alle Fälle kamen die drei völlig außer Atem in Muldoons Büro gelaufen. Der Erste stellte sich als Larry vor. Larrys Bruder Eddi war nämlich verschwunden. Zuerst dachte Muldoon, dass es wohl egal wäre, ob ein Krabbler mehr oder weniger im Garten leben würde, aber er nahm den Fall trotzdem an. Kurz darauf verschwanden die Ohrwürmer flink.

Am nächsten Morgen machte sich Muldoon auf den Weg, verschiedenste Gartenbewohner zu fragen, ob sie Eddi gesehen hätten. Niemand konnte ihm jedoch helfen. Doch dann traf er mich. Ich habe einen Ohrwurm beim Komposthaufen gesehen, bei der Spinne. Muldoon sagte, dass das Rätsel also gelöst sei: Eddi war tot. Denn wer sich der Spinne näherte, musste sich keine Sorgen mehr über seine Zukunft machen... Mehr möchte ich euch jetzt gar nicht verraten, trotzdem hoffe ich, dass ihr euch einen kurzen Einblick in Muldoons Leben als Privatdetektiv verschaffen konntet.

Jake (Ich)

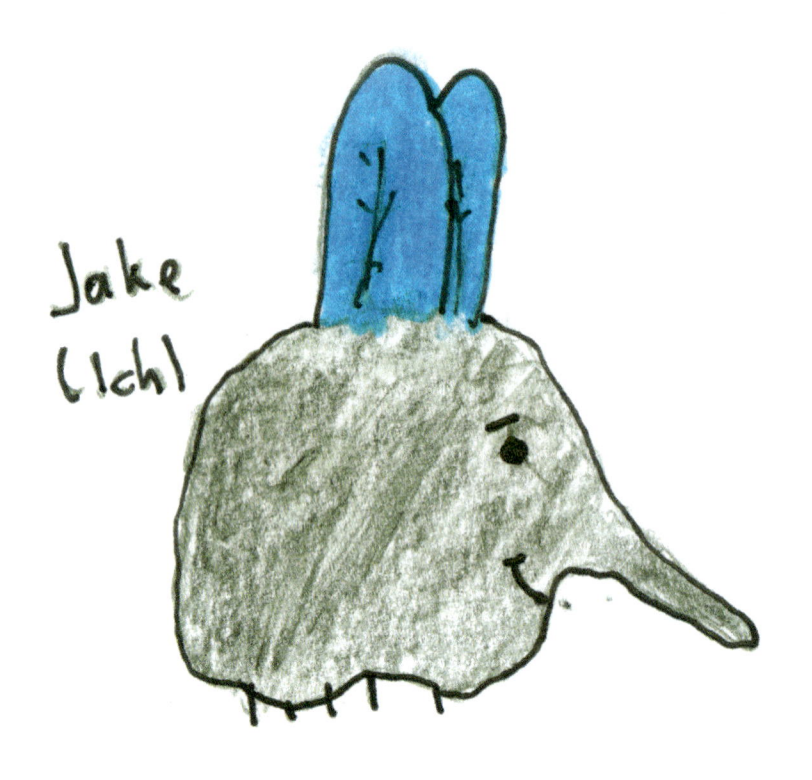

Und jetzt lernt ihr das Beste aus dieser Geschichte kennen: „MICH". Ich erkläre euch jetzt, wie ich zu meinem wunderschönen Namen gekommen bin. Ich bin irgendwann einmal in einen Behälter voll Würfelzucker gefallen. Ein Mann hat mich darin eingesperrt und ich habe mich mit dem Zeug vollgefressen. Jake nannte man mich vorher, doch seit diesem Ereignis bin ich der berühmteste Held unter den Stubenfliegen, und man nennt mich Zuckerjake. Gemeinsam mit mir machst du dich auf die Suche nach Corona oder Covid, wie der Typ auch noch genannt wird. Er scheint überall zu sein, doch wer oder was ist er?

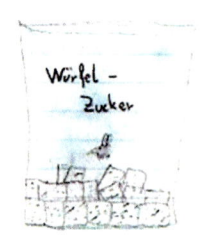

Würfel-Zucker

KAPITEL 1

DAS ERSTE TREFFEN

Die warmen Sonnenstrahlen schienen mir fröhlich ins Gesicht. Ich genoss gerade den Sonnenaufgang. Da fiel mir ein, dass heute ja unser Treffen ist. Es treffen sich viele Gartenbewohner, manchmal kommen sogar die Wespen, doch wir haben ausgemacht, dass wir uns gegenseitig nicht wehtun. Ich machte mich also fertig und los ging's.

In der Nacht hatte es geregnet, die Luft war frisch und kühl. Der Flug war sehr angenehm. Als ich angekommen war, waren die meisten schon da und plapperten wild durcheinander. Nur die Wespen waren noch nicht erschienen. Muldoon fand das natürlich ungewöhnlich und nuschelte mir ins Ohr: „Jake, das ist mehr als verdächtig, dass die Wespen schon wieder zu spät sind!" „Nein", versuchte ich ihn zu beruhigen. „Du kennst doch unsere Abmachung und außerdem sind sie die letzten Male auch zu spät gekommen!"

Auf einmal hörten wir lautes Surren, und kurz darauf kamen die Wespen mit einer ungewöhnlichen Nachricht, die alle schon einmal gehört hatten. Wir begrüßten sie und waren einfach nur froh, dass sie auch dieses Mal in freundlicher Absicht gekommen waren. Doch bevor wir länger darüber nachdenken konnten, sagten die Wespen: „Ihr habt schon mitbekommen, dass wir Wespen heute Früh eine ungewöhnliche Nachricht vom Postboten erhalten haben. Diese Nachricht lautet, dass Corona oder Covid, egal, wie auch immer, in den Garten kommen wird. Wir Wespen persönlich glauben, dass Corona ein Planet ist, mit ganz vielen kleinen Covids darauf. Die Covids kommen in den Garten und möchten die Herrschaft über unser Volk übernehmen!"

Es herrschte Stille unter den Gartenbewohnern, da alle verwirrt waren, da sie ja etwas anderes gehört hatten. Da sagte ich oder versuchte zumindest zu sagen: „Wwwwwir müssen uns auflösen. Wwwir treffen uuuuns mmmmorgen Früh um die ggggleiche Zeit wieder. Iiiiich habe schon Unterzucker!"

Kurz darauf bedankten sich alle und verschwanden schnell. Auch ich verschwand zuckend und suchte mir ein Bonbon, um meinen Unterzucker in den Griff zu bekommen. Ich dachte noch eine Weile über die kleinen Covids nach, doch je länger ich darüber grübelte, desto unlogischer kam es mir vor. Was Corona wohl wirklich ist?

KAPITEL 2

EIN SPAZIERGANG MIT WILMA

Nach diesem Treffen war ich sehr erschöpft. Meine Beine taten mir weh – alle vier! Doch zu meinem Glück fand ich ein Bonbon, da ich noch immer Unterzucker hatte. Als ich etwas daran geleckt hatte, fühlte ich mich schon besser. Zum Ausruhen legte ich mich unter mein Blatt, auf dem ein Streifen Torf lag.

Da dachte ich mir im Stillen: „Diese Wespen bringen mich sehr durcheinander. Aber vielleicht haben sie die kleinen Covids mit Blattläusen verwechselt? Pah, so ein Blödsinn, Herrschaft übernehmen, Volk übernehmen, die wollen uns doch nur verunsichern. Aber vielleicht stimmt es ja doch mit den Covids!?" So ging es noch eine ganze Weile und solch verrückte Gedanken schossen mir durch meinen Kopf. Doch schlussendlich blieb ich bei dem Gedanken, dass die Wespen die Covids mit Blattläusen verwechselt haben, um mich selbst ein wenig zu beruhigen.

Um etwas Luft zu schnappen, machte ich einen Spazierflug. Da sah ich Wilma. Ich landete direkt vor ihr. Anscheinend dachte auch Wilma gerade über alles nach. Doch dann sagte sie: „Hey Jake! Wie geht´s, wie steht´s nach diesem Treffen?" „Hi Wilma! Ja, ja, ich halte nichts von den kleinen Covids! Ich habe einen Entschluss gefasst und der ist, dass die Wespen die Covids ......", versuchte ich Wilma meine Gedanken von vorhin zu erklären.

Auf einmal forderte mich Wilma zu einem Spaziergang auf. Ich willigte freudig ein. Als wir so durch die Wiese schlenderten und über den Frühling und andere Sachen redeten, befreite das meine Sinne und ich fühlte mich nicht mehr so beschwert von der ganzen Sache mit dem Corona.

Wir naschten hie und da etwas Nektar der Blumen und gerade heute konnte ich die verschiedenen Geschmäcker besonders gut wahrnehmen und genießen. Nach einer Zeit verabschiedeten wir uns mit mittlerweile bester Laune wieder voneinander. Ich erhob mich in die Lüfte und sah die Wiese von oben. Ich nahm mir vor, die ganze Sache mit anderen Augen zu sehen und das Beste aus der Situation zu machen.

KAPITEL 3

BEIM AMEISENBAU

Am späten Nachmittag kam ich von dem Spaziergang mit Wilma wieder zurück zu meinem Blatt. Ich streifte den Torf unter dem Blatt glatt und leckte noch einmal über das Bonbon, das ich vorher gefunden hatte. Da sagte ich zu mir selbst: „Wie es wohl Frank geht? Was er wohl gerade so denkt? Ich glaube, ich spaziere schnell hinüber zu ihm zum Ameisenbau!" Wie gesagt, so getan. Ich trippelte schnell hinüber zum Ameisenbau.

Dort angekommen, war die Hölle los. Alle Ameisen hatten Gruppen gebildet und schleppten Stöcke, Blätter und Beeren auf die Seite. Dabei schrien sie laut durcheinander: „Eins, zwo, eins, zwo …. !" Frank stand dabei in der Mitte und fuchtelte wild mit seinen Armen herum. Ich glaube, durch das Fuchteln wollte er Anweisungen geben, in welche Richtung die Gruppen gehen sollten. Die Ameisen verstanden das anscheinend, ich konnte damit jedoch nichts anfangen! Auf alle Fälle stand ich so da und überlegte, was das werden könnte.

Nach einer Zeit bemerkte mich Frank und ging mit stolzer Brust auf mich zu. „Hallo Jake!", begrüßte er mich. „Wie geht es dir so?" „Na ja, gut! Dir?", antwortete ich. „Auch gut! Danke der Nachfrage. Viel Arbeit halt, wie

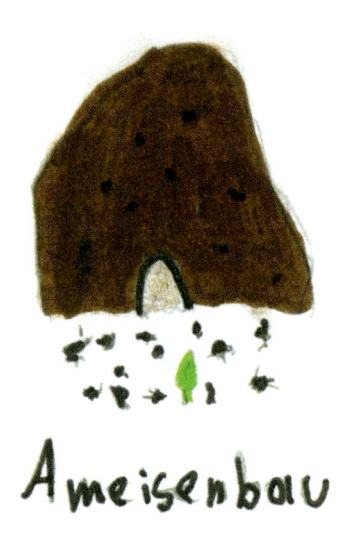

Ameisenbau

du siehst!", sagte er noch immer mit aufgeblähter Brust und stolzer Miene. Da sagte ich darauf: "Was soll das denn hier werden?"

"Was? Du weißt noch nichts davon? Die kleinen Covids gibt's nicht! Corona ist die schönste Ameise auf der ganzen Welt! Und stark ist sie auch noch. Außerdem hat Corona die Modernisierung von Ameisenbauten vor und unserer ist der Testbau! Wir können dann mit einem Lift fahren, es gibt elektrische Geräte und viel mehr!", schrie Frank ganz in seinem Element. Ich spaßte: "Wow! Da habt ihr sicher ein Lager mit Bonbons auch!". "Na klar!", sagte Frank. "Na dann! Ich muss dann gehen!", lachte ich. Frank winkte mir nach und fuchtelte weiter. Ich drehte mich immer noch lachend um und schüttelte den Kopf. "Dieser Frank!", dachte ich mir.

Es war schon Abend und die letzten Sonnenstrahlen genoss ich noch auf meiner Terrasse. Das Letzte, was ich an diesem Tag noch dachte, war: "Wie wohl das Treffen morgen wird?"

KAPITEL 4

DIE NEUE

Die Nacht war warm und ich hatte gut geschlafen, bis zu dem Zeitpunkt, als ich einen brennenden Durst bekam. Ich richtete mich auf und wollte zu dem kleinen Wasserloch direkt neben meinem Blatt gehen. Doch was war das? Ein Regentropfen fiel genau auf meinen Rüssel. Ich schüttelte mich, machte noch schnell einen Schlürfer vom Wasserloch und eilte wieder zurück unter mein Blatt. Da ich jetzt putzmunter war, fiel mir ein, dass ich ja gleich zu dem Treffen musste! Ich zog mir mein Regenblatt über den Kopf und flog los.

Schon von Weitem sah ich das beleuchtete Zelt, welches die Gartenbewohner wegen des Regens aufgebaut hatten. Als ich dort angekommen war, waren schon alle versammelt. Ich freute mich, dass alle da waren und in friedlichen Grüppchen zusammensaßen. Ich quetschte mich in eines der Grüppchen, doch Muldoon zog mich wieder heraus und sagte: „Hey, Zuckerjake! Hast du schon die Neue gesehen?" „Hi Muldoon! Nein, seit wann haben wir eine Neue im Garten?", fragte ich verdutzt. Muldoon antwortete spöttisch, ohne meine Fragen zu beantworten: „Zucker, ich glaube, die gefällt dir! Geh mal hin und stell dich vor!" Ich stöhnte, strich meine Härchen glatt und ging schnurstracks zu der Neuen hin.

Als ich sie sah, blieb ich wie versteinert stehen und dachte mir im Stillen: „Was für wunderschöne gelockte Haare sie hat und was für bezaubernde Augen. Ach Gott, jetzt fang ich schon zu träumen an!" Damit setzte ich meinen Marsch fort. Ich versuchte groß zu wirken und ging irgendwie in Zeitlupe. Ich fand, dass das so heldenhaft wirkte. Muldoon stupste mich kurz an und ich kam wieder zu mir. In diesem Moment war ich bei ihr angekommen. Sie sagte gleich: „Hoila!" „Hallo!", antwortete ich. Damit zog ich mich wieder zurück, da ich nicht peinlich wirken wollte.

Die Neue war die schönste Stubenfliege, die ich jemals gesehen hatte. Ich fasste all meinen Mut zusammen und ging wieder zurück. Auch alle anderen waren um Bella versammelt (den Namen hatte ich aus den Gesprächen aufgeschnappt) und ich nutzte die Gelegenheit, das heutige Meeting zu eröffnen. „Guten Morgen an alle, schön, dass ihr alle da seid! Was gibt es Neues?", fragte ich. Als Antwort bekam ich: „Corolalala!" in voller Lautstärke gesungen. Ich hatte das Gefühl miteinstimmen zu müssen und so sangen wir alle gemeinsam.

KAPITEL 5

PARTY

„COROLALA, COROLALA", sangen wir alle in voller Lautstärke. Die Stimmung war wirklich fantastisch. Ich hatte das Gefühl, dass Corona alles nur besser machte. Jeder war in seinem Element und tanzte und sang voller Herzblut. Auch ich war glücklich, denn wie konnte es denn besser werden? Ich hatte die schönste Frau neben mir, die ich je gesehen hatte! Doch auf einmal kam mir der Gedanke, was hier gerade los war. Eigentlich wollte ich ja das Treffen eröffnen!

Ich zog Wilma aus dem Trubel und fragte sie: „Du Wilma, was ist denn eigentlich hier los? Ich wollte doch soeben unser Meeting der Gartenbewohner eröffnen!" „Jetzt mal locker, Zucker", sagte Wilma noch immer tanzend. „Ja, aber wer ist denn diese Bella?", fragte ich verdutzt. Wilma antwortete mir: „Ach so, du kennst sie noch gar nicht richtig! Also, Bella kommt aus Südtirol und ist, so wie du, eine Stubenfliege. Sie ist aus Italien geflüchtet, weil dort wegen Corona der totale Shutdown ist. Und sie hat total den coolen Dialekt!" „OK!", sagte ich. Aber jetzt erzähl ICH dir mal, was Corona wirklich ist!", reagierte Wilma. „Also, Corona ist ein Indianerstamm in Südamerika. Er ist durch die Regenwaldabholzung sehr gefährdet und ich werde mich für seine Rettung einsetzen!", sagte Wilma vollkommen in ihrem Element. Ich sagte mit schüttelndem Kopf: „Danke für die Informationen, Wilma!" Sie zwinkerte mir zu und verschwand wieder auf die Tanzfläche.

Ich wollte noch einmal zu Bella gehen und mich richtig vorstellen. Zu meinem Glück musste ich sie nicht aus dem Trubel herausholen, denn sie ging gerade raus, um eine Verschnaufpause zu machen. Ich ging also zu ihr hin und sagte: „Hallo Bella, wie geht es dir so?" „Hoila, jo, mir geht´s guat! Wer bisch´n du?", antwortet sie. „Ehm", sagte ich mit knallrotem Gesicht, „ich bin Zuckerjake." „Jo, des isch jo a schiana Nome!", sagte Bella in ihrem Dialekt. Ich hatte Mühe, sie zu verstehen, also nickte ich nur und gab vor, auf die Toilette zu müssen. Ich trippelte schnell hinaus, um Luft zu schnappen.

Nach einer Zeit ging ich wieder hinein. Ich verabschiedete mich und flog nach Hause. Ich musste das alles erst verarbeiten. Daheim angekommen, setzte ich mich auf meinen Torf und genoss noch den restlichen Tag. Das Meeting sollte jetzt erst einmal Meeting bleiben! Ich konnte heute nicht mehr diskutieren und die anderen waren ja auch beschäftigt. Bella mit ihrem Sommerhit, Wilma mit ihrem Indianerstamm, …. ich hoffte, dass am nächsten Tag etwas mehr Klarheit in die Sache kommen würde.

KAPITEL 6

NEUE MITBEWOHNERIN

Nach diesem Treffen war ich sehr verwirrt, aber auch glücklich, weil ich mich jetzt mit Bella ja richtig bekannt gemacht hatte. Ich dachte noch eine Weile über alles nach, doch nach einer Zeit schlief ich ein.

Am nächsten Tag wachte ich durch einen ungewöhnlichen Vorfall auf. Ich hörte die Wespen surren und durch einen Lautsprecher schreien: „Liebe Gartenbewohner, Corona ist nun auch zu uns gekommen. Wer oder was es ist, wissen wir auch nicht genau! Wir wissen nur, dass ihr jetzt nur mehr aus euren Häusern raus dürft, wenn ihr etwas zum Essen oder zum Trinken braucht, wenn ihr spazieren gehen wollt und das nur mit euren Mitbewohnern. Ganz wichtig, sag ich euch, ist es, Masken zu tragen, die wir euch gleich geben, und Abstand halten!!!" Und schon flogen sie wieder weiter.

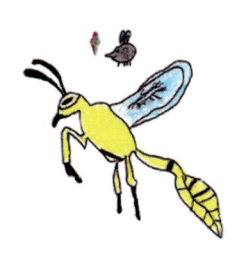

Ich wusste überhaupt nicht, was ich damit jetzt anfangen sollte. Doch es war irgendwie nicht meine Art, gleich auszurasten. Ich dachte immer zuerst nach. So wie auch in diesem Moment. Ich lief zu meinem Wasserloch und trank einen Schluck. Dann lief ich in Windeseile wieder zurück zu meinem Blatt. Ich fühlte mich durch das kalte Wasser schon besser. Doch dann dachte ich: „Ob Bella wohl ein Zuhause hat? Ich hoffe es!" Kaum hatte ich das gedacht, klopfte es schon an meiner Tür. Ich machte vorsichtig einen Spalt auf und wer stand davor? Bella!

Bella fragte mich kleinlaut: „Hoila Jake. Ehm, i wollt nur frogn, ob i vielleicht bei dia wohna kun. I hun nämlich im Moment ka Zhaus?" Ich sagte darauf: „Aber ja doch, das ist gar kein Thema! Jetzt hast du ein Zuhause!" Bella lächelte mich an und trat ins Haus. Ich war sehr, sehr glücklich. Ich eilte kurz hinaus, um Torf für meine neue Mitbewohnerin zu holen. Als ich wieder da war, richtete ich ihr mit dem Torf ein gemütliches Bett.

Es war schon Nachmittag und ich fragte sie, ob sie mit mir einen Spaziergang machen wollte, da sie ja jetzt meine Mitbewohnerin ist. Sie willigte glücklich ein. Wir flogen zuerst ein Stück und dann landeten wir auf einer wunderschönen lilafarbenen Tulpe. Es war ein perfektes Timing, denn es ging gerade die Sonne unter. Wir genossen den Abend voll und ganz und waren beide sehr glücklich.

KAPITEL 7

GETEILTES LEID IST HALBES LEID

Wir saßen noch eine Weile auf der lilafarbenen Tulpe und genossen den wunderschönen Abend. Als es dämmrig wurde, beschlossen wir heimzufliegen, um zu schlafen. Wir flogen also zu uns nach Hause. Bella fand auf dem Weg noch eine kleine Nussschale, die sie mitschleppte. Als wir ankamen, ging Bella zum Wasserloch und füllte die Nussschale mit Wasser. Bella nahm sie wieder mit hinein und stellte sie auf den Tisch. Dann sagte sie zu mir: „Des is, folls ma Durscht bekemmen!"

„Ah ja. Du bist sehr schlau, Bella!", sagte ich darauf. Bella lachte mich an und kuschelte sich in ihren Torf. Das machte ich auch und kurz darauf waren wir beide eingeschlafen.

Am nächsten Morgen wachten wir durch das Prasseln des Regens auf. Das Wetter hatte ziemlich schnell auf Regen umgeschlagen. Draußen war es düster und es wirkte irgendwie unheimlich, weil keine Krabbler auf den Wegen waren. Ich holte aus der Speisekammer ein paar Zuckerkörner und Pollen. Wasser hatten wir noch in der Nussschale. Wir wollten erst einmal frühstücken. Während wir aßen, erzählte mir Bella: „Bei uns in Südtirol hot´s eigentlich genauso ongfongen! Desholb bin i a obghauen. Aber von do will i nimma obhaun. Gemeinsam schoffen mia des nämlich!" Ich sagte zu Bella daraufhin: „Darüber bin ich sehr froh!"

Ich war ja wirklich sehr glücklich, denn wäre ich alleine, müsste ich wer weiß wie lange hier herumsitzen und könnte mit niemandem reden. Und außerdem ist geteiltes Leid halbes Leid.

Als wir mit dem Frühstück fertig waren, fing Bella an, mein Haus zu dekorieren. Sie stellte Blumenvasen auf die Regale, schmiss eine Tischdecke über den rauen Holztisch und stellte Bilder auf. Bella stellte beinahe mein ganzes Haus auf den Kopf! Doch das in positiver Art und Weise. Ich stellte fest: „Eine Frau im Hause hatte echt gefehlt."

Als sie fertig war, sah sie zufrieden aus und stemmte stolz ihre wunderschön behaarten Ärmchen in ihre Hüften. Der Sturm hatte sich gelegt, und Bella und ich beschlossen, einen Spazierflug zu machen.

Wie gesagt, so getan! Wir gingen raus aus dem Haus und genossen ab dem ersten Augenblick die frische Regenluft. Wir flogen so durch die Gegend und sahen hie und da eine Ameise herumlaufen – natürlich alle mit Mundschutz, was schon ein komischer und recht ungewohnter Anblick für uns war. Nach einer Weile flogen wir wieder heim. Wir beschlossen uns noch einen gemütlichen Tag zu machen. Bella und ich sahen Corona nicht als Bedrohung. Mal schauen, wie es weitergeht.

KAPITEL 8

SCHLECHTE NACHRICHTEN

Den restlichen Tag genossen wir noch sehr. Es war ein überaus angenehmes Gefühl, Bella um mich zu haben. Als der Tag zur Neige ging, machte Bella uns noch einen feinen Pollenauflauf. Während sie kochte, holte ich aus dem Wasserloch Wasser. Es war ein guter Schmaus. Als wir fertig gegessen hatten, gingen wir bald zu Bett und schliefen gleich ein.

Am nächsten Morgen wollten wir eigentlich ausschlafen, doch wir wurden wieder vom Surren der Wespen geweckt. Sie trompeteten erneut durch ihre Lautsprecher: „Guten Morgen, Gartenbewohner! In einer halben Stunde findet wieder ein Treffen statt. Also macht euch schnell fertig. Am üblichen Treffpunkt liegt alle Meter ein Grashalm. Jeder Gartenbewohner geht einzeln auf einen Grashalm. Und vergesst ja euren Mundschutz nicht!"

Wie die Wespen uns befohlen hatten, machten wir uns fertig. Bella holte noch schnell zwei Pollen aus der Speisekammer. Wir aßen sie, während wir zu dem Treffpunkt flogen. Als wir dort ankamen, sah der Platz wirklich ganz anders als in den Tagen zuvor aus. Ein paar Gartenbewohner standen schon auf den Halmen. Bella und ich gingen zusammen auf einen, weil wir ja zusammen in einem Haushalt wohnten. Die Wespen starteten pünktlich.

Bert, der Anführer der Wespen, eröffnete das Meeting: „Wie wir euch schon gesagt haben, sind die kleinen Covids sehr gefährlich und wir hatten natürlich auch damit recht, dass sie unsere Herrschaft übernehmen werden! Corona kann uns auch töten! Befolgt ihr unsere Anweisungen nicht, werdet ihr einen qualvollen Tod erleiden!"

Große Krabbler hielten kleinen Krabblern die Ohren zu. Alles, was wir hier verspürten, war Angst. War das das Ziel, welches die Wespen erreichen wollten? Allen Gartenbewohnern Angst zu machen? Das hatte doch keinen Sinn! Erst jetzt spürte ich, dass Bella meine Hand erfasst hatte. Die kleinen Krabbler fragten ihre Eltern: „Mama, Papa, was hat die Wespe gesagt, was hat die Wespe gesagt?" Die Eltern sagten nur, dass Corona nun auch zu uns gekommen sei und dass es nur ein bisschen gefährlich sei. „Was sollen wir denn jetzt tun?", fragten die Kinder verängstigt. Die Eltern sagten darauf: „Ach, wir bleiben einfach daheim. Wir spielen gemeinsam und sind einfach mehr zusammen!" Die Kinder nickten daraufhin und waren nun etwas beruhigter.

Das Treffen löste sich langsam auf und alle gingen oder flogen wieder zu sich nach Hause. Auch Bella und ich machten das.

Wir hofften, dass am nächsten Tag die Wespen wenigstens versuchen würden, alle im Garten zu beruhigen. Und wenn nicht, dann würde ich das machen.

KAPITEL 9

BILLYS LABOR

Nach diesem Treffen waren wir alle geschockt. Auch ich, obwohl ich von solchen Reden sonst nicht sehr viel hielt. Ich sagte zu Bella: „Weißt du was? Ich glaube, die Wespen liegen da sehr falsch! Corona ist nämlich eine Krankheit und keine wunderschöne Ameise, so wie Frank es glaubt. Auch sind es keine Außerirdischen, mit welcher Vorstellung uns die Wespen unglaubliche Angst machen. Corona ist eine Krankheit, sie ist aber nicht einmal so gefährlich wie die Krabblergrippe! Man kann daran schon sterben, meist aber nur, wenn man an einer Vorerkrankung leidet!" „Woher wasch denn du des olles, Jake?", fragte Bella verdutzt, aber auch erleichtert. Da sagte ich daraufhin: „Das habe ich von Billy! Seit er sich in einen Schmetterling verwandelt hat, will er kein Privatdetektiv mehr werden, sondern Virologe. Diesen Wunsch hat er auch bereits in die Tat umgesetzt. Ich würde vorschlagen, wir gehen zu ihm hin.

Wie gesagt, so getan! Wir flogen zu Billys Mohnblume. Billy war nicht in seinem Haus, doch wir sahen ihn in seiner Hängematte unter seiner Blume. Er sagte lässig zu uns: „Hey, ihr zwei! Schön, dass ihr mich besucht! Ich mache gerade viele Laborforschungen. Wenn ihr wollt, könnt ihr euch mein Labor mal anschauen" „Ja, sehr gerne!", erwiderte ich. So flogen wir hinter Billy nach. Als wir im Labor ankamen, sprudelte und blubberte es an allen Seiten. Grüne, blaue und rosarote Flüssigkeiten waren in kleinen Blätterbehältern. Dann sagte auf einmal Billy: „Der letzte Test hat für mich am meisten Sinn ergeben!" „Und wos hot er ergeben?", fragte Bella neugierig. „Naja", sagte Billy „genau das, was dir Jake heute gesagt hat!" Bella nickte nachdenklich.

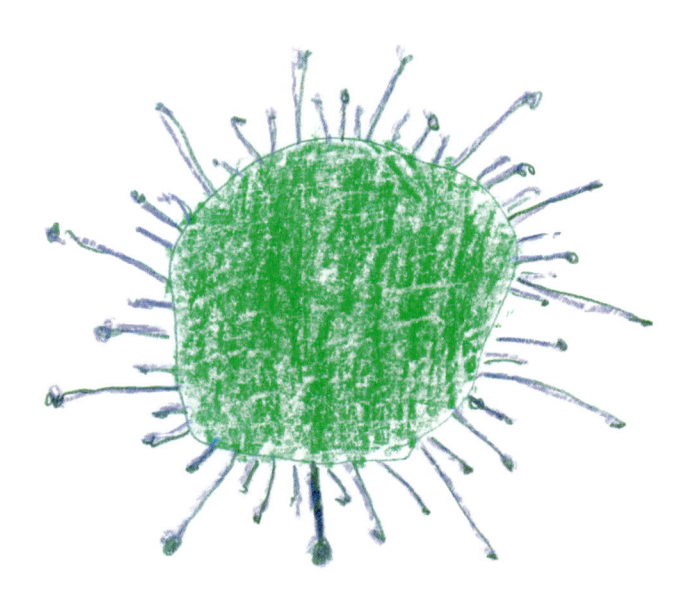

Genau in diesem Moment brach das laute Surren der Wespen die Stille. Voller Angst versteckten wir uns in einem der Schränke, der in Billys Labor stand. Kaum hatten wir die Tür des Schrankes zugemacht, kamen schon die Wespen hereingeflogen. Sie fragten Billy: „Hast du die beiden Stubenfliegen gesehen? Sie sind nämlich nicht zu Hause!" „Nein, gesehen habe ich sie nicht, aber sie haben mir gesagt, dass sie Zucker und Pollen sammeln gehen!", sagte Billy. Mit diesen erhaltenen Informationen stolzierten die Wespen wieder aus Billys Labor. Bella und ich stolperten aus dem Kasten heraus und beschlossen schnell wieder zu gehen. Wir verabschiedeten uns von Billy und flogen heim.

Ist das jetzt unsere Zukunft, Schritt und Tritt von den Wespen verfolgt zu werden? Das konnte doch nicht sein! Ich glaube, die Wespen führen irgendetwas im Schilde. Ob wir nicht auch Muldoon um Rat fragen sollten?

KAPITEL 10

DAS GRÜNE KREUZ

Als wir uns von Billy verabschiedet hatten, gab er uns noch Pollen und Zucker mit, damit die Wespen keinen Verdacht schöpfen konnten. Mit Sack und Pack flogen wir zu uns heim. Als wir dort ankamen, trugen wir Pollen und Zucker in die Speisekammer. Ich trippelte noch schnell mit unserer Nussschale zum Wasserloch und füllte sie mit Wasser. Jetzt hatten wir wirklich alles und beschlossen, den restlichen Tag daheim zu bleiben.

Wir waren wirklich mal froh, echte Nachrichten von Billy zu haben und nicht immer nur die Angstmacherei von den Wespen. Denn mit Angst zu leben, macht, finde ich, wirklich krank. Bella räumte noch schnell alles auf. Danach legten wir uns auf unseren Torf und naschten Pollen. Doch kaum legten wir uns hin, hörten wir wieder ein Surren. Aber irgendwie klang dieses Surren anders, fröhlicher, wie eine Melodie.

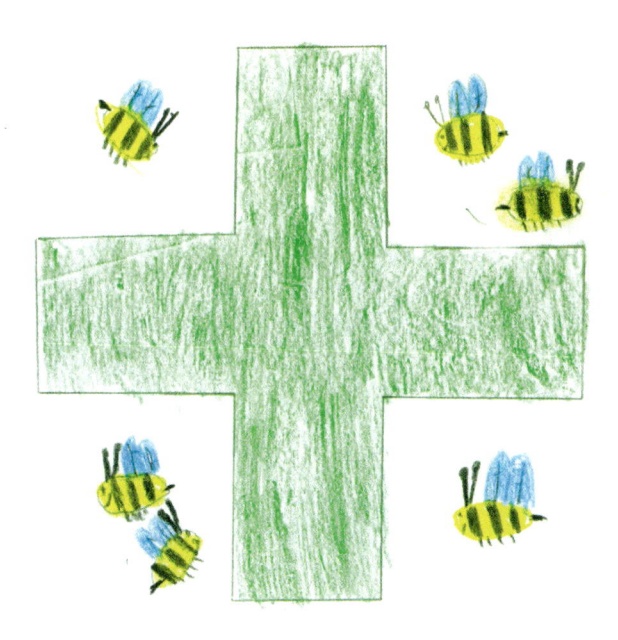

Gleich darauf sagte Bella zu mir: „Jake, hetz kemmen sie wieder! Verholten mia uns oafoch gonz normal?" „Ja, ja, aber hör mal, dieses Surren klingt ganz anders!", bemerkte ich. Bella lauschte noch einmal genauer und dann nickte sie. Das Surren wurde lauter und kam näher. Plötzlich klopfte es an unserer Tür. Ich nahm meinen Mundschutz in die Hand, da ich mir nicht sicher war, ob es nicht doch die Wespen waren. Als ich den Mund- und Nasenschutz aufgesetzt hatte, machte ich die Türe auf.

Ich sah als Erstes einen Korb voll Pollen. Doch als ich aufblickte, sah ich das grüne Kreuz. Die Bienen führten das grüne Kreuz mit sich. Susie, die Anführerin der Bienen, stand mit ihrem grünen Mantel vor meiner Tür und sagte: „Hallo ihr zwei, wie geht es euch?" „Ja, uns geht es gut!", antwortete ich. Darauf Susie: „Gut, das freut uns. Ich habe euch ein paar Pollen vor die Tür gestellt!" „Danke, aber darf ich fragen, wie es Muldoon geht?", fragte ich. „Natürlich! Er hat ein bisschen ein Kratzen im Hals, aber das ist nicht schlimm. Ich würde euch aber empfehlen, mal nicht zu ihm zu gehen!", sagte Susie. Wir nickten und verabschiedeten uns.

Als sie weg waren, beschlossen wir uns jetzt wirklich einen gemütlichen Tag zu machen. Da wir jetzt dank der Bienen gut versorgt waren, genossen wir den Nachmittag ganz besonders. Wir waren etwas beunruhigt wegen Muldoon. Was er wohl wirklich hat? Er wird wahrscheinlich morgen auch nicht zum Treffen kommen. Wie das Treffen wohl morgen wird? Ich hoffe nicht allzu schlimm.

KAPITEL 11
GEGEN JEDES UNHEIL IST EIN KRAUT GEWACHSEN

Am Nachmittag werkelte jeder so vor sich hin. Ich saß drinnen und versuchte den Esstisch glatter zu schaben. Bella hockte draußen und stocherte irgendwie in der Erde herum. Da ich mir nicht erklären konnte, was Bella machte, trippelte ich flink zu ihr hinaus. Sie hockte noch immer auf dem Boden. Dann sagte ich: „Hey Bella, was machst du denn da?" „Och, ich moch do a Gmiasbeet! Dos ma nit so viel ausm Haus miassn. Und a kloanes Kreitergartl!", sagte Bella. Der Nachmittag verging schnell und es wurde bald Abend. Weder Bella noch ich sprachen das morgige Treffen an. Wir wollten uns nicht die gute Laune gegenseitig verderben. Wir aßen noch eine Kleinigkeit und gingen bald zu Bett.

Am nächsten Morgen wurden wir von den Sonnstrahlen geweckt. Genauso, wie wir es lieben. Wir wollten uns gerade für das Meeting fertig machen, da hörten wir wieder die Wespen durch den Lautsprecher schreien: „Das Treffen wird heute abgesagt, Muldoon ist mit Corona infiziert. Deswegen dürft ihr ab sofort nur mehr in euren Garten. Die Bienen bringen euch genug zu essen. Wenn es euch nicht gut geht, dann stellt einen Stock mit einem Blatt als Zeichen vor die Haustüre!" Mit diesen Worten flogen sie wieder davon. Wir waren froh, dass das Treffen abgesagt wurde, doch wir waren sehr beunruhigt wegen Muldoon. „Wie es ihm wohl geht? War sein Leben gefährdet? Wenn die Bienen wiederkommen, dann frage ich sie", dachte ich mir.

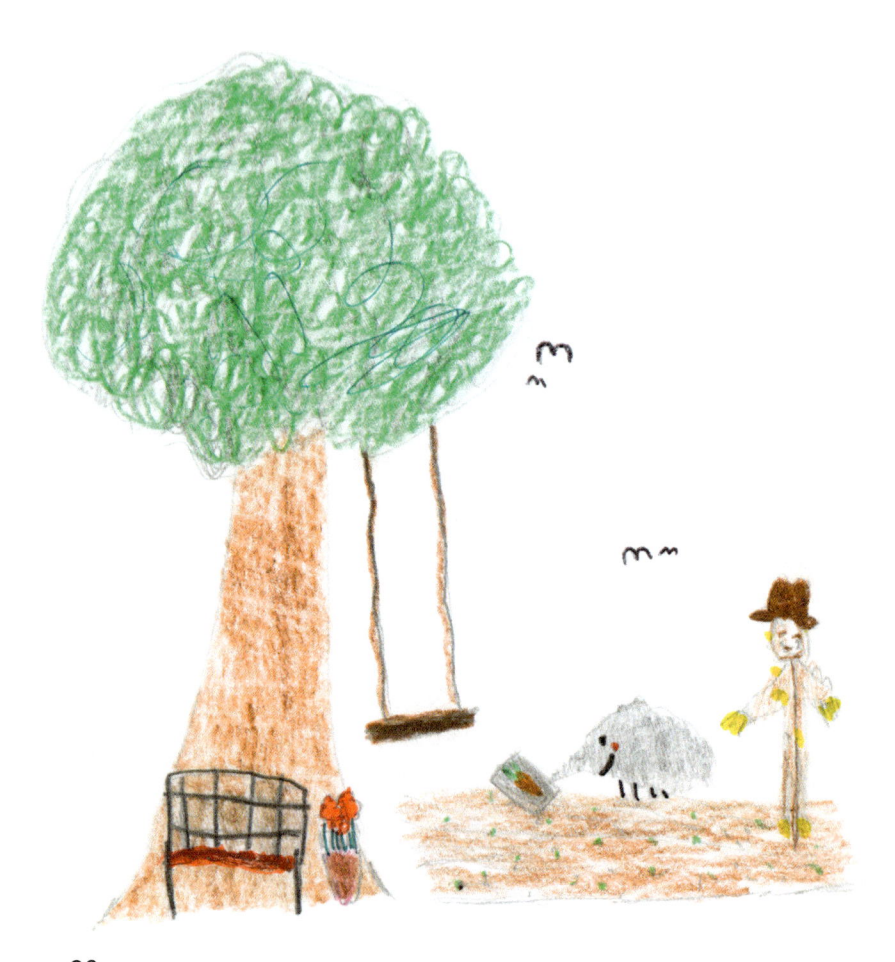

Auf einmal sagte Bella: „Jake, i hun do a Idee! I waß, wie ma in Muldoon wieda gesund mochen kennen. Mei Oma is a Kreiterhex. De kennt sich mit olle Kreiterlen aus und kun jede Kronkheit heiln. Und i hon immer zuagschaut und waß, wie ma in Muldoon wieder gsund kriagn!" „Wie denn?", fragte ich aufgeregt. Darauf erwiderte Bella: „Najo, do brauch i an Wermut und a Ringelblume. I waß a, wo des wochst! Glabsch du, i kun mi getrauen, do hinzugehen?" „Hm, untertags vielleicht nicht, aber in der Nacht könntest du dich trauen", sagte ich. „Ober…", sagte Bella, „Ober des getrau i mi nit alloanig in da Nocht!" Ich sagte darauf: „Das schaffen wir schon gemeinsam!" „Olso guat! Nächste Nocht retten mia an Muldoon!", war Bella überzeugt.

KAPITEL 12

NÄCHTLICHES ABENTEUER

Es wurde langsam Mittag und wir bekamen Hunger. Bella ging ins Haus und kochte eine Pollenkräuterlasagne. Sie wollte nämlich auch unser Immunsystem mit Kräutern stärken. Das Essen war wirklich sehr gut. Da dachte ich mir: „Wow, mit Bella habe ich wirklich einen Glücksgriff gemacht. Ich bin sooooo froh, dass sie hier bei mir ist."

Wir dachten immer wieder an Muldoon und malten uns alle möglichen Szenarien aus. Ob er wohl mit Fieber im Bett liegt? Und ob er wohl noch genug Wasser im Haus hat? Konnte er noch krabbeln? Würde er Corona überleben? Die Angst, die die Wespen verbreitet hatten, saß uns tief in unserem Chitinpanzer. Bella versuchte mich zu beruhigen: „Die Bienen hobn im Muldoon sicha schun Propolis gebrocht und dann no mit unsere Kreiterlen, dann wird´s sicher wieda. Moch da nit zu viele Sorgen." Den restlichen Tag verbrachte Bella noch in ihrem Garten. Ich werkelte auch an allen möglichen Baustellen in und ums Haus herum. Es wurde langsam Abend und wir wurden immer aufgeregter.

Als es dunkel wurde, machten wir uns für das Abenteuer fertig. Bevor wir aus dem Haus gingen, checkten wir noch die Gegend, um sicherzugehen, dass keine Wespen Wache standen. Ich kam mir vor wie ein Verbrecher. Wir schlichen an der Hauswand entlang auf den Weg zum Schuppen, wo sich die Heilpflanzen ausgebreitet hatten. Wir hörten jedoch gleich ein Geräusch und versteckten uns sofort. Doch dann stellten wir fest, dass es nur ein Nachtfalter war.

Als wir ungefähr an der Hälfte des Weges ankamen, hörten wir Stimmen. Wir huschten schnell in einen der Büsche, die neben uns standen. Ich spähte kurz aus dem Busch heraus, um zu sehen, wer oder was es war. Ich sah zwei Wespen. Eine der zwei gähnte und kurz darauf auch die zweite. Beide lehnten sich an der Schuppenwand an. Sie waren noch eine Weile wach, doch sie schliefen bald ein. Das war unsere Chance! Wir liefen schnell zu der Schuppenwand hin. Ich stand Schmiere und Bella grub inzwischen die Pflanzen aus. Als wir das geschafft hatten, liefen wir so schnell wir nur konnten zu uns nach Hause.

Wie sollte jetzt das gesammelte Gut zu Muldoon kommen? Da sagte ich zu Bella: „Ich würde vorschlagen, dass wir den Stock mit dem grünen Blatt hinausstellen" „Ober wos is, wenn es Blattl die Wepsn zuerst sehen?", fragte Bella. „Ich schätze, das ist unsere einzige Möglichkeit!", sage ich darauf. Wir schliefen bald erschöpft ein. Am nächsten Morgen wachten wir durch ein Surren auf. Wir hüpften schnell auf und dachten, es wären die Wespen, doch es klang wie eine Melodie.

KAPITEL 13

HEILKRÄUTER FÜR MULDOON

Wie gesagt klang das Surren wie eine Melodie. Wir hofften sehr, dass uns unsere Sinne nicht täuschten. Das Surren kam näher und wir setzten unseren Mundschutz auf. Auf einmal klopfte es an der Tür. Ich spechtelte durch das Schlüsselloch, um zu sehen, wer es wirklich war. Zu unserem Glück waren es die Bienen. Erleichtert machte ich die Türe auf. Susie sah ganz besorgt aus: „Hallo Jake, wie geht es euch? Ich war ganz geschockt, als ich das grüne Blatt vor eurem Haus gesehen habe." Ich sah mich um, um zu schauen, dass keine Wespen in der Nähe waren. Kurz darauf zog ich Susie ins Haus und sagte: „Hey Susie. Uns geht es gut. Aber wegen Muldoon haben wir eine Bitte an dich!" „Schieß los!", sagte Susie erleichtert und etwas verwirrt zugleich. „Setz dich doch!", bat ich sie höflich, „Also, Bella und ich haben vorige Nacht Heilkräuter für Muldoon gesammelt" „Was, in der NACHT!?", fragte Susie ungläubig. „Ja! Auf alle Fälle bitten wir dich, die Kräuter zu Muldoon zu bringen", sagte ich.

Bella war schon ganz eifrig dabei, die Blütenblätter von der Ringelblume abzuzupfen. Den Wermut hatte sie auch schon vorbereitet. Beide Pflanzen hatte sie behutsam in Behälter gegeben. Da sagte Susie: „Gut, ich bringe sie Muldoon mit. Aber wie soll ich ihm die Pflanzen geben?" Da griff Bella ein: „Die Ringelblume oanfach in Mund nemman, mit Spucke vermischen und guat kauen.

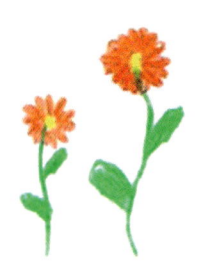

Donn kun Muldoon sie obischluckn. Den Wermut oanfach in Wosser onsetzn, vier Stunden stehn lossen und donn trinken. Des sollt er drei Toge mochen. Donn sollts scho viel besser sein!" Während Bella das erklärte, schrieb Susie alles mit. Dann ergriff Susie das Wort: „Wie oft soll denn Muldoon das machen?" „Ehm, so dreimol am Tog", sagte Bella stolz.

Susie nickte und schlich dann wieder schnell aus unserem Haus. Doch auf einmal stand eine Wespe vor Susie und sagte mit tiefer Stimme: „Was haben die zwei Stubenfliegen gemacht?" „Ach, die haben nur etwas Halsweh und wollten sichergehen, dass es nichts Schlimmes ist", entgegnete Susie mit einer überzeugenden Ausstrahlung. Die Wespe nickte und flog wieder davon.

Susie atmete erleichtert auf und richtete den Kragen ihres Mantels. Schließlich flog sie mit den Heilkräutern unter dem Arm direkt zu Muldoon. Es wurde langsam Abend und Bella bereitete etwas selbst gebackenes Brot mit Butter und Marmelade für uns beide zu. Wir machten uns noch einen gemütlichen Abend und waren sehr glücklich, dass Susie Muldoon jetzt gesund pflegen konnte.

KAPITEL 14
EIN PÄCKCHEN VON OMA

Als wir die Marmeladenbrote verspeist hatten, waren wir beide satt und zufrieden. Wir dachten aber auch immer wieder an Muldoon. Doch dieses Mal malten wir uns keine Szenarien aus, sondern wir beruhigten uns gegenseitig und sagten uns vor, dass die Bienen Muldoon gut versorgen würden. Wir waren beide in Gedanken versunken, doch auf einmal klopfte es an der Türe. Bella und ich schreckten auf. Ich ging vorsichtig zu der Haustüre und machte sie einen Spalt auf. Zu unserem Glück war es nur der Postbote und bat, für den Erhalt eines Päckchens zu unterschreiben.

Auf dem Paket stand: Für Bella - von Theresa. Bella nahm das Päckchen fröhlich an und sagte zu mir: „Theresa hoaßt mei Oma." Ich nickte nur und war gespannt, was sich darin befand. Zuerst fand Bella einen Brief, in dem stand: Hallo Bella! Wie geht es dir und Jake? Wir vermissen dich in Südtirol sehr. Wenn die Corona-Zeit vorbei ist, können du und Jake uns ja mal besuchen. Ich habe auch gehört, dass du einen Gemüsegarten und einen Kräutergarten angelegt hast. Wir sind alle sehr stolz auf dich. Damit ihr aber noch besser ausgestattet seid, habe ich euch noch etwas Gesundes eingepackt. Denkt immer positiv! Mit herzlichen Grüßen, deine Oma!

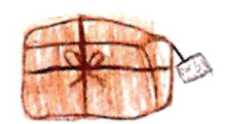

Bella legte den Brief vorsichtig auf ihren Nachtkasten. Jetzt nahm sie das Päckchen in Angriff. Sie schnitt den Karton sorgfältig auf. Bella musste lachen, als sie sah, was drinnen war und sagte: „Haha, an Luzernensirup! Oma sogt immer, die Luzerne holt die Toten von da Bahre. Olso wenns oan richtig schlecht geht, soll ma den nehman oder trinken." Ich musste auch lachen und sagte: „Jetzt glaube ich es dir wirklich! Deine Oma ist eine richtige Kräuterhexe!"

Doch das war nicht alles! Es waren noch Blumensamen dabei. Jetzt hatten wir auch noch schöne Blumen im Garten. Da werden sich die fleißigen Bienen sicher sehr freuen.

Es war schon etwas später und wir waren beide erschöpft. Also beschlossen wir ins Bett zu gehen. Wir lagen beide noch etwas wach und quatschten. Doch bald konnten wir die Augen nicht mehr offenhalten und schliefen ein.

KAPITEL 15

OBWOHL SIE NICHT UNSERE FREUNDE SIND

Am nächsten Morgen wachten wir früh auf. Bella und ich waren sehr gut ausgeschlafen. Es war bewölkt und deswegen war es noch gemütlicher, im Bett zu bleiben. Da sagte Bella: „Du Jake, i hob do a Idee! I moch uns a Frühstück ans Bett!" „Wow Bella! Du verwöhnst uns ja richtig!", sagte ich. Bella kicherte nur und trippelte in die Küche. Sie kam mit einem Tablett voll Schinken, Brot, Butter, Pollen, Zucker und noch viel mehr zurück.

Mit vollgeschlagenem Bauch beschlossen wir, einen Spaziergang zu machen. Als wir vor die Türe traten, lief uns ein kalter Schauer über den Rücken. Keine Wespen waren unterwegs, keine Krabbler, irgendwie war alles so leer. Wir wollten mal schauen, wie es den Ameisen geht. Also flogen wir zu ihnen hinüber.

Als wir dort ankamen, sah Frank recht zufrieden aus. Und als er uns erblickte, lief er gleich zu uns her. Doch als er circa einen Meter von uns entfernt war, blieb er abrupt stehen.

Dann sagte er: „Hey Leute! Habt ihr schon gehört? Eine der Wespen ist schwer an Corona erkrankt!" „Ach, du glaubst also nicht mehr an deine wunderschöne Ameise namens Corona?", sagte ich zum Spaß. Darauf sagte Frank: „Nein, wir haben es jetzt gecheckt, dass Corona eine Krankheit ist! Aber Corona hat nicht nur Nachteile, sage ich euch! Wir haben es nämlich auch alleine geschafft, den Bau zu modernisieren!" „Okay! Des is ober cool! Ober du hosch doch vorher gsogt, dass oa Wepsn Corona hot!", sagte Bella. „Ja, eine Wespe hat Corona. Bert hat sich bei Muldoon angesteckt! Na ja, wie auch immer, ich muss wieder weitermachen!", erklärte Frank. Wir winkten ihm nach und flogen heim.

Zuhause angekommen, sagte Bella: „Mia miasn in Bert helfn! Mia missn heit no zu ihm hin!" Ich sagte darauf: „Ja, unsere Freunde sind sie ja nicht gerade. Aber wir sollten trotzdem zusammenhalten! Also, auf was warten wir noch?" Bella packte ein paar Ringelblumenblütenblätter und den restlichen Wermut zusammen. Zur Vorsicht nahm sie den Luzernensirup auch noch mit, falls es ihm wirklich sehr schlecht gehen sollte. Mit Sack und Pack flogen wir Richtung Wespennest. Wir machten uns keine allzu große Hoffnung, dort freundlich aufgenommen zu werden, doch Bella konnte mit ihrem Optimismus sogar diese Angst vertreiben.

Als wir beim Nest angekommen waren, schrien uns die Wespen gleich an: „Was macht ihr hier? Ihr habt hier nichts verloren! Haut ab!" Ich flüsterte zu Bella: „Bella, hauen wir besser wirklich ab. Wer weiß, was sie sonst mit uns machen!" Doch Bella sagte: „Nein, monchmol is ma oanfach unhöflich, wenn man Ongst hot!"

KAPITEL 16
BELLA UND ICH BEI DEN WESPEN

„Jetzt haut ab!", schrie eine der Wespen noch immer. Ich zog Bella am Arm, weil ich bereits das Schlimmste befürchtete. Doch Bella sagte zu den Wespen: „Wir wollen doch nur helfen! Wir wollen Bert helfen!" „So ein Blödsinn!", sagte die Wespe noch einmal. Doch auf einmal flüsterte Niko, die Wespe, die bis jetzt noch nichts gesagt hatte, zu der anderen Wespe. „Hey Simon! Das ist doch Bella. Die, die Muldoon geheilt hat." Simon sagte darauf: „Ah ja, Muldoon! Aber uns wird sie ganz sicher nicht helfen, da wir immer so gemein zu ihnen sind!" „Ja, aber wir können uns doch ändern! Ich habe es jedenfalls satt, immer der Böse zu sein!", konterte Niko.

Zu unserem Glück sagte Simon zu uns: „Na gut. Ihr habt eine Chance verdient. Jedoch unter einer Bedingung: Wenn ihr es nicht schafft, werdet ihr uns nicht belästigen und ihr werdet weiterhin machen, was wir euch sagen. Wenn ihr es aber schafft, werden wir euch nicht mehr belästigen und die restlichen Gartenbewohner lassen wir auch in Ruhe. Steht der Deal?" „Jo, der steht!", rief Bella. Ich schüttelte lediglich den Kopf, weil ich Angst hatte. Bella hatte uns entweder gerade sehr geholfen oder sie hatte uns in ein riesiges Schlamassel hineingebracht. Bella nahm mich an der Hand und ging, beziehungsweise flog mit mir in das Wespennest.

Das Nest sah gar nicht so übel aus, wie wir es uns vorgestellt hatten. Es war angenehm beleuchtet und es roch nach Pollen. Es war aber irgendwie komisch, sich dort zu befinden. An anderen Tagen hätte dies sonst den sicheren Tod für uns Stubenfliegen bedeutet.

Wir folgten Simon, der hin und wieder in verschiedene Gänge abbog und schließlich bei einer Tür stehenblieb. Er sagte, dass hier die Krankenstation sei, wo Bert mit seiner Pflegerin untergebracht war. Simon fügte mit einem schelmischen Grinsen hinzu: „Ich gehe kurz allein hinein, um sie vorzuwarnen. Nicht, dass sie glauben, ich hätte ihnen das Mittagessen gebracht."

Kurz darauf kam Simon wieder zurück und bat uns hinein. Bella trippelte sofort zu Bert, doch ich beschloss, draußen zu bleiben. Bella sagte zu der Pflegerin von Bert: „Dürft i Sie vielleicht bitten, aussi zu gehen?" Die Pflegerin nickte und verließ den Raum. Bella setzte sich an Berts Bett und legte ihre Hand auf seine Stirn. Bert sah Bella verdutzt an, doch sie reagierte gar nicht darauf.

Nach nicht allzu langer Zeit kam Bella wieder aus dem Zimmer und sagte zu der Pflegerin: „So, in Bert hots schlimm erwischt! I würd ihm zwoamol am Tog drei Tropfn Luzernensirup gebn. Ringelblumenblätter und Wermut schodn a nit! Ihr kennts mi in zwoa Togn wieda holn." Die Pflegerin nickte mit hochgezogener Braue und trippelte davon, ohne ein Wort zu sagen. Ihr kam es wahrscheinlich auch komisch vor, Stubenfliegen lebendig im Stock zu sehen. Plötzlich sagte Simon kleinlaut: „Danke!" Das war für uns wie ein Wunder.

KAPITEL 17

KRABBLER SPEZIAL

Wir standen alle lautlos vor Berts Tür. Doch dann sagte Bella: „Es is olles guat, Simon! Des moch ma jo wohl gern." „Okay. Es tut mir leid, dass wir manchmal so gemein zu euch waren. Wir werden es auch wiedergutmachen", antwortete Simon. Dann griff ich ein: „Ja, ich finde es wirklich genial, dass wir uns jetzt besser verstehen, aber wir müssen langsam gehen." Bella stimmte mir zu. Simon führte uns sicher aus dem Wespennest und wir waren froh, wieder an der frischen Luft zu sein.

Die Wolken hatte es so gut wie verblasen und die Sonne schien auf die Erde. Wir wollten noch schnell zu dem Schuppen fliegen, denn Bella hatte nur mehr wenig Ringelblumenblätter und Wermut. Wie gesagt, so getan. Bella und ich flogen schnell zu der alten Scheune und holten die Kräuter. Diesmal aber versteckten wir uns nicht, denn wir sind ja jetzt sozusagen „Freunde" der Wespen. Als wir die Heilpflanzen gut in unseren Taschen verstaut hatten, flogen wir damit flink heim. Es war so um zwei Uhr und wir hatten bereits einen Bärenhunger.

Daheim angekommen, stellten wir unsere Sachen ab und setzten uns erst einmal kurz hin. Da sagte Bella: „Siagst Jake, man soll imma zommholten. A wenn ma se goa nit mog. Denn für guate Tatn bekimb man imma wos zruck!" „Du hast ja recht. Vielleicht hatten sie ja wirklich nur Angst und wir schließen irgendwann richtigen Frieden mit den Wespen", sagte ich. „Wir schließn mit de Wepsn gonz sicha Friedn. Ober wasch du wos? I moch uns jetz a guats Jägabrotsteak mit Pollenpüree!", sagte Bella. „Au ja!", sagte ich mit richtigem Heißhunger. Bella setzte ihr übliches Grinsen auf und band sich ihre Kochschürze um.

Ich blieb noch kurz sitzen, stand aber dann auch auf, um in der Zwischenzeit den Tisch zu decken. Ich sah Bella in der Küche stehen. Sie schleckte sich immer wieder um den Mund, weil sie selbst schon sehr großen Hunger hatte. Als sie das Essen zubereitet hatte und auf den Tisch stellte, fielen wir beide wie zwei hungrige Löwen über das Mahl her. Als wir fertig geschmaust hatten, beschlossen wir, etwas fernzusehen.

Wir schalteten „Krabbler Spezial" ein. Zu unserer Verwunderung war Simon zu sehen. Er sprach in ein Mikrofon: „Liebe Gartenbewohner, wir möchten uns bei euch allen entschuldigen. Wir hatten Angst, wollten es aber nicht zugeben. Doch dank zweier Stubenfliegen haben wir eingesehen, dass wir alle zusammenhalten sollten. Außerdem sind die zwei Stubenfliegen namens Bella und Jake gerade dabei, Bert zu heilen. Wir möchten uns sehr bei Bella und Jake bedanken. Noch einen schönen Tag wünschen euch die Wespen."

KAPITEL 18
BESUCH BEI MULDOON

Nach diesen Nachrichten waren wir beide sehr verwundert. Wir hätten uns nie zu erträumen erhofft, dass die Wespen sich bei uns jemals bedanken oder entschuldigen. Es war wirklich ein Wunder! Wir saßen noch eine Weile auf dem Sofa und sagten nichts. Doch dann bemerkte Bella: „Jake, i hun grod on in Muldoon gedocht. Obs ihm wohl schun wieda guat geht?" „Ich denke schon. Aber um sicher zu gehen, könnten wir ihn ja kurz besuchen! Was meinst du?", fragte ich. Bella nickte und stand auf. Das machte ich auch. Also machten wir uns fertig und gingen durch die Tür hinaus.

Der Himmel war blau und es waren nur ein paar Wolken zu sehen. Die Luft war herrlich. Unser Leben kam uns anders vor, seit wir uns mit den Wespen verstanden! Viel positiver. Wollte Corona uns zeigen, dass wir alle zusammenhalten sollten? Wir kamen bei dem Schuppen vorbei. Nicht mehr weit und wir waren bei Muldoons Häuschen. Zu unserer Überraschung werkelte Muldoon fröhlich pfeifend in seinem Garten herum.

Als er uns sah, winkte er uns gleich zu. Wir flogen schnell zu seinem Gartenzaun hin.

Muldoon sah richtig stabil aus und sagte: „Hey Leute, ich bin euch so dankbar, dass ihr mich geheilt habt. Bella, eigentlich hast du mich ja geheilt, oder?" „Najo, eigentlich schun. Ober ohne in Jake, hätt i des nit gschofft und getraut hätt i mi a nit!", sagte Bella schüchtern.

Ich lachte Bella an und sagte: „Tja Bella, ohne dich hätten wir mit den Wespen auch nicht Frieden geschlossen!" Muldoon sagte darauf: „Genau, eine Wespe hat sich in „Krabbler Spezial" bei uns ganz offiziell entschuldigt und bei euch bedankt! Das war für mich ein richtiges Wunder! Und ist es wirklich wahr, dass ihr Bert helft?" „Ja, das ist wahr. Ich alleine hätte mich das aber nie getraut. Doch Bella ist so hilfsbereit, dass sie sogar das ohne Zweifel gemacht hat oder gerade eben dabei ist!", sagte ich ehrlich.

Muldoon stand mit offenstehendem Mund am Gartenzaun. Doch Bella brach die Schweigeminute: „Jo, wia missn donn longsom gehn! Wir hom koane Polln mehr daham." Wir verabschiedeten uns und flogen davon. Wie gesagt, gingen wir Pollen sammeln. Wir schleppten die vollgestopften Taschen mit heim. Daheim angekommen verstauten wir die Pollen sorgfältig in der Speisekammer. Bella und ich waren sehr froh, dass es Muldoon wieder gut ging, machten uns noch einen schönen Tag und überlegten, wie das alles wohl ausgehen würde.

KAPITEL 19

STROMAUSFALL

Als wir so dasaßen und redeten, verging der Tag wie im Flug. Es wurde langsam Abend und Bella und ich waren erschöpft von dem aufregenden Tag. Wir beschlossen, uns bettfertig zu machen und im Bett noch etwas zu quatschen. Wir trippelten beide ins Bad. Bella sah mit ihren scharfen Augen ein paar Zahnpasta-Spritzer auf dem Spiegel und putze sie sofort weg. Als wir uns fertig gemacht hatten, sagte Bella: „Oh Jake, mia hom no goa nix Obend gegessen. Mogsch no wos?" „Nein, ich bin noch voll vom Mittagessen!", sagte ich. „I a", meinte Bella.

In unserem Schlafzimmer war es etwas kühler, weil wir das Fenster offengelassen hatten. Doch das machte uns nichts aus. Wir kuschelten uns einfach fest unter die Decken. Wir nuschelten noch ein paar Sätze hin und her und dachten darüber nach, wie es Bert wohl jetzt ginge. Doch das nicht lange, denn wir schliefen bald erschöpft vom Tag ein.

Ein Rütteln an dem Blätterdach riss uns aus unserem Schlaf. Wir schreckten auf. Bella und ich hörten, wie der Regen auf die Erde prasselte. Ich stand auf, um zu sehen, ob alles in Ordnung war. Bella wollte nicht alleine im Bett warten, deswegen kam sie mit. Wir traten ins Wohnzimmer und wollten das Licht einschalten, um etwas zu sehen. Doch das Licht ging nicht. Der Strom war ausgefallen.

Ohne nachzudenken, kramte Bella eine Kerze aus dem Kästchen. Sie zündete die Kerze mit einem Streichholz an. Auf einmal tropfte Wasser auf meinen Rüssel. Ich sah vorsichtig zur

Decke hinauf und sah ein Loch. Zu unserem Glück war es nicht allzu groß. Ich überlegte, wie wir das Loch im Dach stopfen könnten.

Bella sagte: „Jake, mia kenntn des Loch mit an Weinfloschenverschluss stopfn." „Ja, gute Idee, Bella!", sagte ich. Ich eilte zu unserem Müllkorb und fischte einen Korken heraus. Bella holte inzwischen die Leiter aus der Ecke und stellte sie auf den richtigen Platz. Ich stieg auf die Leiter, bewaffnet mit dem Korken. Ich stopfte ihn in die Decke und siehe da, es tropfte nicht mehr. Wir atmeten beide erleichtert auf, räumten noch schnell alles weg und ließen uns nur noch ins Bett fallen. Doch wir schliefen nicht gleich ein, sondern lagen noch eine Weile wach im Bett.

Die Gedanken kreisten durch meinen Kopf. Ob der Stromausfall auch irgendetwas mit Corona zu tun haben könnte? In den letzten Wochen waren so viele Dinge passiert, die ich nie für möglich gehalten hätte. Ich hatte Bella gefunden, wir hatten mit den Wespen Frieden geschlossen und noch so viel mehr. Ich drehte mich auf die Seite und sah Bella an, die schon eingeschlafen war. Ich freute mich auf das morgige Meeting. Hoffentlich bringt dies Klarheit in die ganze Corona-Krise.

KAPITEL 20

MEETING DER GARTENBEWOHNER

Am nächsten Morgen wachten Bella und ich zeitig auf. Wir blieben nicht mehr länger im Bett, sondern machten uns gleich fertig. Ich sah immer wieder auf die Decke. Ich hoffte, dass wir mit dem Korken unser Dachproblem gelöst hatten. Bella hatte den Tisch schon mit pikanten und süßen Sachen für das Frühstück gedeckt. Wir hatten noch genug Zeit, es zu genießen.

Gerade als wir mit unserem Frühstück fertig waren, hörten wir ein uns nur zu bekanntes Surren. Doch dieses Mal verspürten wir kein Angstgefühl. Die Wespen zückten ihre Lautsprecher und sagten: „Guten Morgen, liebe Gartenbewohner! Ich hoffe, ihr habt gut geschlafen. Wie ihr vielleicht schon wisst, ist heute wieder ein Treffen. Wir kommen wie gewöhnlich auf der Wiese zusammen. Bitte stellt euch dort wieder auf die Halme und vergesst eure Masken nicht! Bis gleich."

Alle waren verwundert, aber auch glücklich, denn die Wespen hatten richtig freundlich geklungen und wir fühlten uns nicht mehr so von ihnen herumkommandiert. Wenn mich nicht alles getäuscht hatte, sah ich sogar Bert in der Wespengruppe. Wir beschlossen, uns gleich auf den Weg zu machen. Bella und ich packten unseren Mundschutz ein und flogen in Richtung Wiese.

Als wir dort ankamen, standen die Wespen bereits geduldig in der Mitte. Und ich hatte mich nicht getäuscht, Bert war auch dabei. Bella sagte mit aufgeregter Stimme: „Schau mol, do is da Bert und er schaugt richtig guat aus!" „Ja, ich weiß! Anscheinend geht es ihm schon besser!", sagte ich darauf. Bald waren alle versammelt und das Meeting wurde eröffnet.

Als Erstes bedankten sich die Wespen noch einmal bei Bella und mir und wir wurden beide vor Verlegenheit ganz rot. Dann sagte auf einmal Bert: „Bella, ich hoffe, du bleibst bei uns. Wir brauchen dich nämlich hier!" „Na klor! Da Jake und i kearn zomm!", antwortete Bella.

KAPITEL 21

WER ODER WAS IST CORONA

Obwohl wir die Masken aufhatten und getrennt auf den Halmen stehen mussten, herrschte irgendwie gute Stimmung auf der Wiese. Alle Gartenbewohner waren da und freuten sich, sich wiederzusehen. Große Krabbler und kleine Krabbler redeten, zwar mit Abstand, mit Freunden und Spielkameraden. Alle waren einfach nur glücklich.

Bert beobachtete die Runde mit einem zufriedenen Gesichtsausdruck. Um das Gequietsche, Gelache, Gebrumme und Gezirpe zu übertönen, griff Bert zu seinem Megaphon: „Ihr Lieben! Ich bitte um eure Aufmerksamkeit! Ich freue mich, euch alle gesund und munter wiederzusehen! Ich selbst bin unheimlich dankbar, dass Bella mir geholfen hat und mein

Leben gerettet hat. Ich denke, dass diese schwere Zeit uns allen gezeigt hat, wie wichtig es ist, zusammenzuhalten. Nur mit dem Wissen von jedem Einzelnen haben wir die Chance, Corona zu besiegen. Bella hat sich bereiterklärt, ihr Wissen im Bereich der Heilkunde mit uns zu teilen.

Auch ein Stromausfall kann uns nicht mehr bedrohen, weil Frank entdeckt hat, dass wir dank der Glühwürmchen auch ohne Strom gut überleben können. Wir wissen jetzt, dass Corona ein Virus ist, der einen Krabbler ziemlich krank machen kann. Das Virus wird es noch weiterhin geben, doch wir wissen jetzt, wie wir das Virus bekämpfen können.

Wichtig ist, dass wir keine Angst mehr davor haben. Von heute an treffen wir uns wieder jede Woche. So lasst uns positiv in die Zukunft blicken. Ich bedanke mich bei euch allen fürs Kommen und wünsche euch noch eine schöne Woche."

Alle flogen oder gingen mit glücklichen Gesichtern nach Hause, ebenso Bella und ich. Bella sagte: „Jake, i bin irgendwia richtig froah, wia des olles ausgongen is!" Ich antwortete darauf: „Ja, Bella! Ich auch. Und das Beste ist, dass es dich für mich gibt. Ich hab dich gern!"

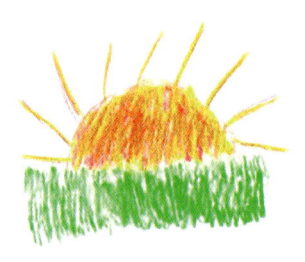

ÜBER DIE AUTORIN

Ich bin Emma Joast, geboren im August 2009 in Lienz. Ich wohne mit meinem Papa Ernst, meiner Mama Brigitte, meinem Bruder Erik, meiner Schwester Agnes, unserem Hund Balu, unserer Katze Luxi, meinen zwei Hasen Bella & Schnee und meinen zwei Meerschweinchen Kasimir und Krümel in Tristach und besuche die erste Klasse des Gymnasiums in Lienz. Meine Hobbys sind Lesen, Reiten, Taekwondo und mit meinen Freundinnen und meiner Lieblingscousine Anna-Lena Abenteuer erleben.

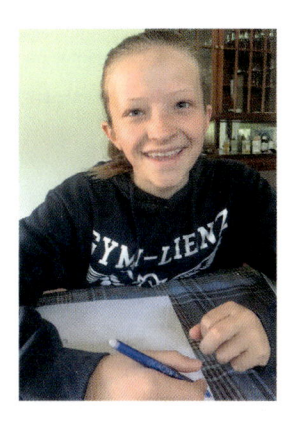

„Zuckerjake & wer oder was ist Corona" entstand aus einem Projekt in meinem Deutschunterricht bei Frau Professor Petra Keiler als Fortsetzung des Buches „Die Wanze", einem Insektenkrimi von Paul Shipton in der Zeit der Corona-Phase vom 16. März bis Ende Mai 2020.

DANKSAGUNG

Als Erstes möchte ich mich bei meiner Mama und meinem Papa bedanken, dass sie mich durch die ganze Coronazeit so toll begleitet und beschäftigt haben und mich beim Schreiben von „Zuckerjake & wer oder was ist Corona" unterstützt haben.

Bei meiner Deutschlehrerin, Frau Professor Petra Keiler, möchte ich mich auch sehr bedanken. Ihre positiven und so netten Mails nach fast jedem Kapitel haben mich immer wieder angespornt, weiterzuschreiben – sie versteht es richtig, Schüler zu motivieren und aufzubauen.

Frau Professor Keiler ist ein besonders netter Mensch und eine besonders nette Professorin – danke. Danke auch fürs Korrekturlesen – ohne sie hätte ich das nie geschafft! DANKE!

Emma